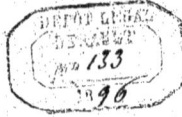

SUR

QUELQUES CAS DE COLLAPSUS

OBSERVÉS DANS LE COURS DU TYPHUS EXANTHÉMATIQUE

PENDANT LES ÉPIDÉMIES DE 1894 ET 1895

A L'AMBULANCE D'EL KATTAR ET A L'HOPITAL CIVIL D'ALGER

PAR

Henri CABANES

DOCTEUR EN MÉDECINE.

Interne à l'Hôpital civil, Lauréat de l'École de Médecine d'Alger

MONTPELLIER

TYPOGRAPHIE ET LITHOGRAPHIE CHARLES BOEHM

ÉDITEUR DU NOUVEAU MONTPELLIER MÉDICAL

10, RUE D'ALGER, 10

1896

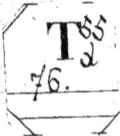

SUR

QUELQUES CAS DE COLLAPSUS

OBSERVÉS DANS LE COURS DU TYPHUS EXANTHÉMATIQUE

PENDANT LES ÉPIDÉMIES DE 1894 ET 1895

A L'AMBULANCE D'EL KATTAR ET A L'HOPITAL CIVIL D'ALGER

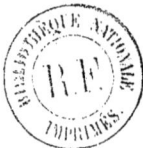

PAR

Henri CABANES

DOCTEUR EN MÉDECINE.

Interne à l'Hôpital civil, Lauréat de l'Ecole de Médecine d'Alger

MONTPELLIER

TYPOGRAPHIE ET LITHOGRAPHIE CHARLES BOEHM

ÉDITEUR DU NOUVEAU MONTPELLIER MÉDICAL

10, RUE D'ALGER, 10

—

1896

5

MEIS ET AMICIS

H. Cabanes.

AVANT-PROPOS

Il en est du typhus exanthématique comme de toutes les maladies épidémiques : les constitutions médicales agissent d'abord sur leur éclosion et leur propagation, qu'elles favorisent ou contrarient ; leur imprimant parfois par la prépondérance de certains symptômes, par la fréquence de certaines complications, des caractères cliniques particuliers, elles peuvent ensuite, étant donné qu'à leur influence s'ajoute celle de la constitution propre des malades, modifier complètement chez un même individu l'aspect et la gravité d'une même affection. — Ainsi, dans certaines épidémies de typhus, peu de malades échappent aux atteintes d'une myocardite presque toujours mortelle ; dans d'autres, le cœur est souvent indemne ou du moins légèrement frappé, alors que les troubles pulmonaires revêtent, avec une fréquence inaccoutumée, une gravité exceptionnelle. Enfin les troubles du système nerveux dominent quelquefois toute la scène, reléguant au second plan, par la violence avec laquelle ils se manifestent, tous les autres symptômes et pouvant se présenter à l'observation sous les formes les plus diverses, depuis le délire furieux ou la typhomanie classiques jusqu'à la prostration et l'anéantissement coïncidant soit avec une lucidité intellectuelle relative et une fièvre modérée, soit avec des troubles thermiques, une perte absolue de l'intelligence et une abolition complète de la volonté. Chaque épidémie, a dit Graves, a un génie spécial et distinct.

Les deux épidémies de typhus qui ont sévi à Alger, du mois

de mars au mois d'août en 1894 et du mois de janvier au mois
de juillet en 1895, ont présenté certains cas où les grands traits
classiques de la maladie étaient défigurés, où la fièvre et le
délire, par exemple, ont revêtu une marche et un aspect rarement observés. Tantôt un seul symptôme présentait dans son
évolution une apparence anormale, mais souvent aussi des troubles fonctionnels multiples, se manifestant simultanément d'une
manière insolite, se combinaient pour former un tableau clinique dans lequel on ne reconnaissait qu'avec peine la nature de
la maladie première. C'est ainsi que nous avons pu observer à
l'Ambulance et à l'Hôpital civil un nombre assez élevé de cas où
le collapsus est venu interrompre l'évolution normale du typhus,
modifiant et l'état général du malade et l'aspect de tous les
symptômes, et imprimant au processus morbide une marche particulière et une gravité spéciale.

Comme nous n'avons trouvé dans les ouvrages que nous avons
consultés aucune description de collapsus survenant dans le
cours du typhus, nous avons pensé qu'il ne serait peut-être pas
sans intérêt de publier les observations que nous possédons, cette
question ayant été, du reste, quelque peu soulevée dans ces der-
niers temps.

Nous n'avons pas la prétention d'expliquer la genèse, dans le
cours du typhus, d'un syndrome sur la nature propre duquel les
auteurs ne sont même pas d'accord ; nous nous bornerons simplement à relater ce que nous avons observé : après avoir rap-
pelé sommairement, afin de pouvoir mieux différencier le collapsus de la convalescence, le rapport qui existe entre les données du pouls et de la température dans le stade de défervescence du typhus, nous dirons quelques mots de l'adynamie qui
se présente quelquefois dans la dernière période de la maladie
et qui, bien que ressemblant par certains côtés au collapsus, en
diffère cependant par plusieurs caractères que nous préférons faire
ressortir à l'avance.

Puis nous signalerons les auteurs dans les écrits desquels nous avons réussi à trouver soit quelque allusion au collapsus dans le typhus, soit quelque relation d'une forme anormale que l'on puisse interpréter comme une manifestation du syndrome dont nous allons nous occuper. Nous essaierons ensuite d'en donner une description clinique générale que nous ferons suivre d'un aperçu sur les principaux signes qui le décèlent et sur les particularités que peuvent revêtir ces signes. Enfin, après avoir mentionné une complication qui peut encore ajouter sa gravité à celle du collapsus, nous essaierons, avant de parler du pronostic qu'il entraîne et du traitement qu'on doit essayer de lui opposer, de voir s'il existe, parmi les explications que l'on a données sur sa pathogénie en général, une hypothèse qui puisse expliquer les phénomènes qu'il provoque dans le cours du typhus.

Mais, avant d'entrer dans l'exposé de notre sujet, qu'il nous soit permis d'adresser un souvenir respectueux à la mémoire de notre regretté maître, M. le professeur Sézary, chef de service à l'Ambulance,

d'offrir à M. le docteur Caussidou, médecin à l'Hôpital civil, qui, pendant notre internat dans le service de la 3e division, nous a prodigué ses bienveillants conseils, l'expression de notre profonde reconnaissance,

et à nos maîtres de l'Ecole de médecine et de l'Hôpital civil d'Alger et de la Faculté de médecine de Montpellier, l'hommage de notre plus vive gratitude pour l'enseignement qu'ils nous ont donné.

Que M. le professeur Ducamp, qui a bien voulu nous faire l'honneur d'accepter la présidence de notre thèse, veuille bien agréer l'expression de notre respectueuse reconnaissance.

SUR

QUELQUES CAS DE COLLAPSUS

OBSERVÉS DANS LE COURS DU TYPHUS EXANTHÉMATIQUE

PENDANT LES ÉPIDÉMIES DE 1894 ET 1895

A L'AMBULANCE D'EL KATTAR ET A L'HOPITAL CIVIL D'ALGER

—————

I.

Rapport entre les données du pouls et de la température dans le cours du typhus exanthématique.

—————

Le typhus exanthématique a généralement une marche cyclique, et à chacune des parties de son évolution, correspond une modification de son tracé thermique qui reproduit toujours fidèlement toutes les phases de la maladie : L'ascension brusque du début rend bien compte de la soudaineté de l'invasion ; le fastigium, avec son plateau irrégulier, caractérise, on ne peut mieux, cette période d'état où tant de circonstances diverses entrent en jeu pour amener ou contrarier une convalescence que l'on reconnaît elle-même avoir été brusque ou progressive suivant le degré de rapidité de la chute qui suit l'ascension procritique. — Mais

2·

l'exploration thermométrique n'est pas le seul guide précieux du praticien au lit du typhique. Elle est complétée avantageusement et surtout contrôlée par l'examen du pouls, qui fournit, en plus des renseignements qu'il donne sur l'état du cœur, des indications précises sur l'évolution générale de la maladie. Nous ne parlerons ici que d'un seul de ses caractères, de sa fréquence, et particulièrement des rapports de cette fréquence avec la chute de la température.

A toutes les périodes de la maladie, la rapidité du pouls est constamment en proportion directe de la fièvre, comme dans la presque totalité des pyrexies ; réflétant, comme la fièvre, les modifications qui se produisent dans l'état général du malade, le pouls peut, en outre, faire prévoir par son examen une convalescence que l'exploration thermométrique n'a pas encore annoncée. C'est ainsi que nous avons pu plusieurs fois reconnaître une ascension procritique chez des typhiques dont l'état ne paraissait pas amélioré, en nous basant uniquement sur la diminution du nombre des pulsations.

S'il ne fait pas toujours prévoir la convalescence, du moins, lorsqu'elle s'établit, le pouls confirme utilement les données du thermomètre : que la convalescence survienne brusquement ou graduellement, le pouls subit dans sa courbe des modifications analogues à celles du tracé thermométrique et au moins aussi marquées qu'elles; sa fréquence peut même diminuer avec plus de rapidité que l'intensité de la fièvre. Aussi, tout abaissement de température que n'accompagne pas une diminution proportionnelle du nombre des pulsations, doit-elle immédiatement attirer l'attention. Elle indique, en effet, non une amélioration dans l'état du malade, mais un trouble profond de l'organisme, et, comme nous le verrons plus loin, ce trouble est assez grave pour qu'il ne soit pas à dédaigner de le reconnaître immédiatement.

Les deux observations que nous résumons ci-après et dans

lesquelles nous nous bornons à reproduire avec les températures de la journée, le nombre des pulsations constatées chez les malades à chaque visite du matin, mettent en évidence l'analogie des renseignements fournis, dans la véritable défervescence, par l'examen du pouls et l'exploration thermométrique.

Première Observation.

Typhus exanthématique ; déferve·cences brusque.

Khelil Mohamed, 24 ans, cafetier à Alger, entre à l'hôpital civil, service des Isolés, le 9 mars. — Malade depuis 13 jours; éruption exanthémo-pétéchiale confluente aux aisselles et aux aines ; injection des conjonctives ; langue sèche, pas de constipation ; pas de troubles pulmonaires ou cardiaques ; vertiges. Pouls 124 ; temp. 39°,7 ; 39°,9.

10. Epistaxis, subdelirium, traces d'albumine dans les urines. Pouls 120 ; temp. 39°,1 ; 39°,9 ; 39°,3.

11. Pouls 108 ; temp. 38°,6 ; 39°,5 ; 39°,1

12. Pouls 104 ; temp. 38°,9 ; 38°,9 ; 39°,6.

13. Pouls 104 ; temp. 38°,5 ; 38°,5 ; 38°,3.

14. Pouls 72 ; temp. 36°,9 ; 36°,8 ; 36°,6. Défervescence.

Observation II.

Typhus exanthématique ; défervescence lente.

Ali Ben Amar, 18 ans, portefaix à Alger, entre à l'hôpital civil, service des Isolés, le 18 mai. — Malade depuis 8 jours; éruption exanthémo-pétéchiale généralisée, confluente aux bras et aux cuisses ; injections des conjonctives ; langue rôtie, constipation ; stupeur.

Du 18 au 20, la température oscille entre 39 et 41°; le pouls entre 104 et 108 ; du 21 au 25, la température oscille entre 38°,8 et 39°,5 ; le pouls entre 108 et 96.

26. Début de la défervescence. — Pouls 96 ; temp. 38,4° ; 39°,4 ; 37°,9.

27. Pouls 96 ; temp. 38°,4 ; 38°,8 ; 38°,7.

28. Pouls 76 ; temp. 37° ; 38°,3 ; 38°,8.

29. Pouls 60 ; temp. 37°,3 ; 38°,2 ; 38°,5.

30. Pouls 64 ; défervescence définitive.

II.

Principaux caractéres différentiels de l'adynamie et du collapsus dans le typhus exanthématique.

Un abaissement de température, survenant dans le cours du typhus sans être accompagné d'une diminution correspondante de la fréquence du pouls, indique, nous venons de le dire, une complication redoutable, souvent un danger imminent. Nous croyons préférable de différencier nettement, avant de commencer la description de celui que nous nous proposons d'étudier, deux syndromes qui se manifestent par un assez grand nombre de symptômes communs tels que la prostration, l'affaiblissement des facultés intellectuelles, un abaissement de température pouvant atteindre l'hypothermie et qui, s'aggravant quelquefois d'une même complication, la myocardite, débutent souvent aussi tous deux avec cette même complication.

L'adynamie s'observe rarement au milieu et surtout au début de la période d'état ; elle se manifeste de préférence à la fin de cette période et principalement dans les premiers jours de la convalescence. Survenant insidieusement et progressant lentement, elle n'apporte jamais rapidement des modifications notables dans la marche de la maladie. Ce n'est qu'insensiblement qu'elle abaisse la température, qu'elle change un délire expansif ou violent en marmottements ou en plaintes continuelles, une agitation extrême en un abattement profond. Enfin le pouls peut quelquefois, dans l'adynamie, être en rapport par sa fréquence avec l'intensité de la fièvre, ce qui n'a jamais été observé dans le collapsus. « Surtout lorsque l'affaiblissement du cœur existe après la défervescence, le pouls peut être très lent (50, 48, 40 pulsations [1]).» Quand nous aurons ajouté que le pronostic de l'adynamie n'est ordinairement fatal que chez les sujets âgés ou débilités par une tare, une maladie antérieure ou une affection chronique, nous aurons, il nous semble, suffisamment différencié deux syndrômes que l'on pourrait à la rigueur distinguer l'un de l'autre par le seul mode de leur début. Les caractères que nous venons d'énumérer et qui la distinguent du collapsus se retrouvent toujours dans l'adynamie malgré les aspects, en apparence différents, que peuvent lui imprimer soit la coïncidence d'une complication, telle que la myocardite, soit l'exagération d'un trouble fonctionnel, telle que l'hypothermie.

[1] De Brun ; Revue de médecine, 1894.

III.

Du collapsus dans le cours du typhus exanthématique.

On peut définir le collapsus : un syndrome caractérisé par une chute rapide des forces coïncidant avec un affaiblissement des facultés intellectuelles, accompagné d'un abaissement de température qui va souvent jusqu'à l'hypothermie et dont la cause paraît résider dans une diminution de l'excitabilité du système nerveux qui ne remplit plus ses fonctions ou ne les remplit qu'irrégulièrement.

C'est, comme le dit Deschambres, une sorte d'intermédiaire entre la syncope et l'adynamie.

Celle-ci, qui diffère principalement du collapsus, comme nous l'avons vu, par la lenteur relative avec laquelle elle se manifeste, a été constatée dans toutes les épidémies de typhus et on peut se demander si les auteurs anciens qui, ne connaissant pas la thermométrie médicale, ne pouvaient que très difficilement se rendre un compte exact de la soudaineté de la disparition de la fièvre, ne rapportaient pas à l'adynamie les phénomènes provoqués par un collapsus qu'ils étaient presque fatalement condamnés à méconnaître. C'est à peine, en effet, si Barallier, dans son importante monographie, dit que la fièvre peut quelquefois cesser brusquement dans le typhus. Cet auteur n'a pas dû constater souvent cette particularité, si on en juge par le peu d'importance qu'il lui accorde, car il ne donne aucun détail sur les circonstances dans lesquelles il l'a vue se produire, ni sur les modifications cliniques qu'elle apportait dans l'évolution de la maladie.

Stokes est le premier qui, dans le *Traité des maladies du cœur et de l'aorte*, cite quelques cas de collapsus survenus chez des malades atteints de typhus ; mais cet auteur confondant dans une même entité morbide le typhus exanthématique et la fièvre typhoïde, ses observations perdent de leur intérêt au point de vue spécial qui nous occupe. Jacquot, dans sa relation « du typhus de l'Armée d'Orient » trace, à propos des différents aspects que peut revêtir le collapsus, un tableau clinique où l'on retrouve les principaux caractères du collapsus : « La fièvre change de caractère et quelquefois, comme nous l'avons dit, en un très court espace de temps : le pouls faiblit, devient dépressible, plus petit, en augmentant ordinairement de fréquence. Alors il atteint 130, 140, rarement 150 pulsations. Dans quelques cas graves, la chaleur générale est ou non diminuée, il y a ou non des sueurs froides ». Picot (*Les grands processus morbides*, 1877) cite le typhus comme l'une des maladies où le collapsus peut se présenter ; Jaccoud, dans son traité de pathologie interne, article *Typhus*, fait de ce syndrome une des causes de la mort au moment de la défervescence ; Griesinger, dans son *Traité des maladies infectieuses*, 1877, dit que Garreau, dans la guerre de Crimée, l'a constaté plusieurs fois. Hutinel, dans sa thèse d'agrégation sur *Les températures basses centrales*, 1880 ; de Redard, dans son *Traité de thermométrie médicale*, 1885, mentionnent également le typhus exanthématique comme l'une des maladies où l'on peut observer le collapsus. Eichhörst (*Traité de diagnostic médical*), après avoir insisté sur les modifications apportées par les collapsus sur les données du pouls et de la température de toutes les maladies dans le cours desquelles ils se déclarent, donne, comme type de ces modifications, les courbes de la température et du pouls dans un cas de typhus avec collapsus. M. le professeur Combemale a publié en 1893, dans la *Gazette hebdomadaire de médecine et de chirurgie*, deux observations de typhus avec hypothermie. La soudaineté de l'abaissement de température, la persistance de la fréquence du pouls et de la stupeur, l'apparition de la prostration, permettent de supposer qu'il s'agissait de collapsus. Enfin nos deux camarades, MM. les D" Rouquet et Goinard, dans leurs thèses de doctorat, ont rapporté plusieurs observations de collapsus dans le cours du typhus, mais sans insister sur un syndrome qu'ils ne s'étaient nullement proposé d'étudier. — En somme, s'il n'existe aucun travail spécial sur le collapsus dans le typhus, nous n'en pouvons pas moins affirmer que ce syndrome n'a jamais dû faire complètement défaut dans les épidémies de typhus, sa fréquence ayant pu varier du reste comme varie la fréquence de toute complication.

Cette remarque nous conduit naturellement à rechercher s'il n'existe pas de conditions susceptibles de favoriser la production du collapsus, et on se demande aussitôt si l'encombrement, la misère physiologique, les fatigues physiques, causes les plus ordinaires de l'éclosion des épidémies de typhus, conditions les plus favorables à la propagation, ne créeraient pas, lorsqu'ils se trouvent réunis à un plus haut degré chez des individus, une prédisposition de ces individus à une atteinte plus grave et peut-être au collapsus. D'autre part, la cause du collapsus résidant généralement dans une diminution de l'excitabilité du système nerveux, on peut se demander également si le surmenage intellectuel, les peines morales, l'alcoolisme, toutes les causes qui d'une manière quelconque, provoquent une dépression du système nerveux, ne doivent pas être de préférence incriminées.

Les observations que nous avons recueillies ne peuvent nous fournir à ce sujet que des indications incomplètes, quelquefois même absolument négligeables. La plupart de nos malades étaient des indigènes vagabonds ou de passage à Alger, que la police amenait à l'hôpi'al après s'être contentée d'obtenir de leurs cama-

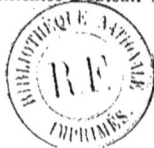

3*

rades les renseignements nécessaires à établir leur identité, et la plupart d'entre eux étant, dès leur arrivée à l'hôpital, dans un état qui rendait impossible toute interrogation, il nous était bien difficile de nous enquérir de leurs antécédents morbides et de leurs habitudes. Aussi ne pouvons-nous établir l'étiologie du collapsus dans le typhus que sur une considération qui ne soit pas par trop hypothétique : Les malades qui ont été traités pour le typhus à l'ambulance et à l'hôpital peuvent être divisés en deux catégories : la première, de beaucoup supérieure en nombre, comprenant les mendiants, les vagabonds de toute nationalité, mais surtout indigènes, qui vivent misérablement et sont prédisposés par leur genre de vie et leur hygiène à fournir des victimes de choix au typhus ; la deuxième comprenant les européens et les indigènes relativement aisés. Or la première de ces catégories, malgré sa supériorité numérique, a fourni moins de cas de collapsus que la deuxième. Si l'on considère que les indigènes miséreux, chez lesquels l'alcoolisme est rare, ont été frappés en petit nombre par le collapsus, que ceux d'entre eux qui en ont été atteints étaient alcooliques, que les indigènes relativement aisés qui ont constitué la presque totalité des malades atteints de collapsus étaient également alcooliques, on admettra qu'il pourrait fort bien exister une relation entre le collapsus et l'alcoolisme. Cette tare, doublement funeste pour un malade en raison des effets désastreux produits par l'accumulation de de l'alcool dans l'organisme et de la faiblesse qui entraîne sa brusque suppression, a été constatée, en effet, chez tous les malades frappés par le collapsus, excepté chez deux européennes qui, d'après les renseignements donnés par leurs parents, étaient, avant de tomber malades, sous le coup de grands ennuis, matériels ou autres. Ces constatations permettent de rejeter l'hypothèse d'après laquelle les conditions qui prédisposent d'ordinaire aux atteintes du typhus joueraient un rôle prépondérant dans la production du collapsus et de supposer que les causes de dépression du système nerveux, l'alcoolisme principalement, peuvent fort bien ne pas être étrangères à sa manifestation. Ces dernières conditions, constatées chez un malade, autoriseront donc à craindre pour lui cette redoutable complication, et il sera d'autant plus utile de les rechercher que, seules, elles peuvent peut-être la faire prévoir.

Le collapsus, en effet, survient souvent au milieu de symptômes cliniques favorables, au moment où l'on s'attend à voir le malade entrer en convalescence, et il se déclare si brusquement que le tracé thermométrique et les autres signes fournis par l'examen clinique ne le décèlent que lorsqu'il est déjà réalisé. C'est ordinairement vers le 10ᵉ ou le 11ᵉ jour de la maladie, un peu avant l'époque à laquelle débute ordinairement la convalescence, que le collapsus frappe le malade, le terrassant d'un seul coup et imprimant à l'évolution du typhus, par les symptômes contradictoires qui s'offrent à l'observateur, des modifications si caractéristiques que sa constatation s'impose : Le malade, laissé la veille avec une fièvre plus ou moins forte, un pouls rapide, une langue sèche, le plus souvent avec un délire violent, est retrouvé presque sans fièvre, quelquefois même avec une température hyponormale ; le délire a cessé, la langue peut même être légèrement humide, et si on s'en rapportait à ces signes, on pourrait croire au début de la convalescence. Mais il suffit de pousser plus loin l'examen pour reconnaître immédiatement le collapsus. A la descente thermométrique ne correspond pas une diminution proportionnelle du pouls : le pouls reste entre 120 et 150, il est faible, dépressible, alors que, dans l'hypothèse d'une convalescence au début, sa rapidité serait tout au moins en rapport avec la température. Non seulement on ne constate pas de la diminution de la stupeur, du réveil de l'intelligence, du retour de l'appétit, signes si caractéristiques des convalescences du typhus, mais le malade est dans la prostration la plus complète : étendu en pleine résolution sur son lit, la tête inclinée, les yeux à demi fermés, il est insensible à tout ce qui se passe autour de lui; il entend à peine les questions qu'on lui adresse et, lorsqu'il se décide à y répondre, il n'achève même pas la phrase qu'il a commencée et retombe aussitôt dans son indifférence. On est obligé d'entr'ouvrir sa bouche pour y verser les liquides qu'on veut lui faire avaler, et souvent il n'a même pas la force de les déglutir et les rejette aussitôt dans un hoquet.

Lorsqu'il n'est pas emporté dès les premiers jours, tous ces symptômes augmentent d'intensité : l'abaissement de température devient de l'hypothermie; le thermomètre descend rapidement au-dessous de 36°,35° et le pouls se maintient aussi rapide, aussi dépressible. Le malade, prostré, plongé dans le coma, laisse échapper sous lui l'urine et les matières fécales; sa figure est livide, ses yeux, excavés, sont sans expression, son corps est pâle, souvent couvert d'une sueur froide et visqueuse. Au hoquet si pénible de la veille succèdent quelquefois des vomissements alimentaires et bilieux qui rendent impossible toute alimentation et finissent d'épuiser le malade. En même temps, l'algidité apparaît et se généralise rapidement : d'abord limitée aux extrémités, elle envahit peu à peu les membres, et il est rare que'à la fin du deuxième jour elle n'ait pas gagné le tronc. Cependant le délire n'est pas violent; après avoir généralement présenté une période d'exacerbation, il a disparu dès le début pour faire place à la prostration; les autres accidents nerveux semblent aussi avoir diminué d'intensité et lorsque les soubresauts de tendons, les secousses musculaires et la carphologie ne font pas complètement défaut, il est rare qu'ils se présentent avec autant de persistance et de violence que pendant la période fébrile. Lorsque cet état dure quelques jours, le cœur, s'il est resté indemne jusque-là, est souvent pris à son tour : tout d'abord ses bruits sont simplement sourds et mal frappés; mais cette myocardite, éclatant dans le cours du collapsus et peut-être sous son influence, évolue encore plus rapidement que la myocardite ordinaire du typhus. Bientôt, en effet, le premier bruit diminue d'intensité tandis que le deuxième reste normal. Cet abaissement dans la tonalité du premier bruit donne aux révolutions cardiaques ce caractère fœtal que Stokes a si minutieusement décrit. Puis on observe à la pointe un souffle doux, systolique, le pouls devient encore plus dépressible, insaisissable; il disparaît d'abord à la radiale, puis à l'humérale et on ne tarde pas à être obligé de pratiquer l'auscultation du cœur si on veut être renseigné sur le nombre de ses révolutions. Cette dernière ressource ne persiste pas elle-même indéfiniment et, lorsque le malade est à la dernière période, il n'est pas rare de constater, non seulement de l'irrégularité dans la rapidité des contractions, mais, même, la disparition d'un certain nombre de systoles. Au début une ou deux contractions cardiaques seulement manquent par minute; puis une systole fait défaut toutes les 5, 4, 3 révolutions. Rarement ce tableau se prolonge longtemps; la mort survient souvent à la fin du deuxième ou au commencement du troisième jour, précédée généralement d'une légère élévation de la température.

Telles sont, exposées en quelques mots, les modifications que le collapsus a déterminées d'ordinaire dans l'évolution du typhus. Nous devons ajouter que certaines circonstances ont parfois imprimé à ce syndrome lui-même une marche différente. Tout d'abord, la résistance plus ou moins grande du sujet qu'il frappait augmentait ou abrégeait sa durée, modifiant dans le premier cas, ou plutôt masquant la gravité du pronostic. D'autre part, non seulement les complications ordinaires du typhus ont pu être observées évoluant en même temps que le collapsus et modifiant par conséquent son aspect, mais ses éléments ont eux-mêmes présenté certaines particularités, soit que l'un d'eux se manifestât avec une intensité telle qu'il dominât toute la scène, soit que, au contraire, il se produisît avec une bénignité suffisante pour paraître négligeable, ou même qu'il fît complètement défaut.

Des 10 observations que nous possédons, huit ont été recueillies par nous à l'ambulance et à l'hôpital ; nous nous contenterons pour les deux autres, sur lesquelles nous n'avons que des renseignements insuffisants, de présenter les courbes thermiques que nous avons empruntées à la Thèse de notre camarade le Dr Rouquet.

Observation IX.

Collapsus avec hypothermie, myocardite intercurrente ; mort dans l'adynamie. Isolés N° 963. T. A.

Le nommé Aïssa ben Taïeb, 34 ans, marchand de fruits à Alger au passage Mantout, entre au service des Isolés le 18 mai dans la soirée.

Début de la maladie : brusque, le 10 mai, par céphalalgie, rachialgie ; constipation depuis plusieurs jours. Le 12 mai, le malade est obligé de cesser de travailler ; le 18, il rentre à l'hôpital ; pas d'antécédents morbides importants ; le malade est alcoolique.

Etat du malade à la visite du 19 mai.—Eruption exanthémo-pétéchialo généralisée, uniquement pétéchiale au dos, aux aines, aux aisselles, aux membres inférieurs. — Pouls 150, faible ; les bruits du cœur sont normaux. — Congestion pulmonaire aux deux bases.— Céphalalgie peu intense, vertiges, pas de soubresauts de tendons, de secousses musculaires, ni d'hyperesthésie cutanée. — Langue saburrale, constipation ; rate légèrement douloureuse à la pression. — Pas d'albumine dans les urines.— Surdité très marquée, injection des conjonctives. Temp. 39°,5.

Traitement. — Traitement ordinaire (c'est-à-dire : lait, bouillon, café ; potion de 4 gram. d'extrait mou de quinquina ;

sulfate de quinine : 1 gram.; bains à 25° toutes les 3 heures, le jour); en plus il prescrit une potion de caféine de 1 gram. et une légère purgation.

Dans la nuit du 19 au 20 mai, délire violent, agitation continuelle.

20. Le délire a disparu, le malade paraît anéanti. A l'heure de la visite, pouls 152 ; temp. 38°,2. Il s'est produit dans l'espace de deux heures une diminution de 1°,2 dans la température, et le pouls n'a pas sensiblement diminué de fréquence. Ces deux constatations, jointes à la disparition du délire violent de la nuit précédente, nous autorisent à rapporter à ce moment le début du collapsus. — 40 gram. de rhum sont ajoutés à la potion de quinquina ; en outre il est fait au malade une injection d'éther de 1 centim. cube à 10 heures du matin, et une injection de caféine (0,25) à 3 heures du soir.

21. L'éruption est uniquement pétéchiale sur tout le corps.

Pouls 128 ; Temp. 37. La congestion pulmonaire a diminué ; langue humide, surdité complète, affaissement, anéantissement; bruits du cœur sourds, mal frappés ; tremblements. — Même traitement, plus bain sinapisé, à la suite duquel la température remonte à 39°,2, c'est-à-dire à un degré en rapport avec les données du pouls. La température cependant ne tarde pas à redescendre et le soir le thermomètre n'indique plus que 38°,4 et le lendemain, 22 mai, 36°,4 quoique le nombre des pulsations (124), n'ait presque pas varié. En même temps apparaissent tous les signes de dépression physique et intellectuelle qui accompagnent le collapsus et sur lesquels nous ne reviendrons pas. Le 1er bruit du cœur est très affaibli ; aux tremblements de la veille s'ajoutent des mouvements incoordonnés, des soubresauts de tendons et des secousses convulsives. Un 2e bain sinapisé ramène la température à 39°, mais son action, aussi prompte que la veille, est moins durable, car 3 heures après le thermomètre indique de nouveau un degré inférieur à 36°.

23. Pouls 132 ; Temp. 36°,2 ; Resp. 58. — Au foyer mitral, léger souffle systolique; délire tranquille avec carphologie. — Un 3° bain sinapisé ne produit aucun effet. La température atteint le soir 35°, l'hypothermie est réalisée.

24. L'éruption a pâli. Pouls 120; Temp. oscille entre 35 et 36. Contractions irrégulières ; la congestion pulmonaire reparaît ; diarrhée ; aux troubles produits par le collapsus s'ajoutent les conséquences de la myocardite.

25. Temp. ne varie guère. Resp. 54. Le pouls a disparu à la radiale. Révolutions cardiaques : 96. — Contractions cardiaques irrégulières ; le délire a diminué ; vomissements alimentaires.

A partir de ce moment l'arythmie fait des progrès incessants ; les renseignements fournis par l'auscultation du cœur ne sont plus qu'approximatifs, le nombre des révolutions paraît diminuer tous les jours, mais, en même temps, leur irrégularité augmente ; l'anéantissement est complet, absolu ; le malade ne parle plus, ne paraît plus entendre. On essaie de lui faire absorber à la sonde des aliments et les médicaments qu'il ne peut avaler, mais des vomissements, ou plutôt des régurgitations continuelles rendent cette tentative inutile. Le malade n'est plus dans le collapsus ; il a résisté au collapsus, mais son système nerveux est épuisé, son cœur a faibli comme il faiblit chez tous les alcooliques, et au moment où on était en droit d'attendre une réaction inutilement provoquée, l'adynamie s'est déclarée sous l'influence de la myocardite, et c'est elle qui va emporter le malade. Dès le 2 juin, les révolutions cardiaques s'entendent à peine et leur nombre n'est plus nettement appréciable. Le malade restant toujours dans le même état, nous avons jugé inutile de consigner tous les jours les mêmes symptômes et nous ne nous sommes plus inquiété que de la marche de la température, qui n'est revenue à la normale que le jour du décès.

Début. — Nous avons dit qu'un des caractères essentiels du collapsus était la soudaineté de son invasion, et il semble, en examinant l'observation précédente, que cette soudaineté ait fait défaut. Il n'en est rien : le collapsus a débuté le 20 mai, et si l'abaissement de la température qui l'a décelé n'est pas arrivé sans oscillations jusqu'à l'hypothermie, c'est que cette descente a été arrêtée à plusieurs reprises par la thérapeutique, et cela jusqu'au moment où cette dernière a été impuissante. Du reste, aucun des symptômes qui accompagnent les collapsus à leur début n'a fait défaut, et tous, chute des forces, disparition du délire violent, affaiblissement des facultés intellectuelles, rapidité du pouls, ont existé dès le premier instant et se sont maintenus régulièrement, différant en cela des oscillations de la température. Cette soudaineté d'invasion se retrouve toujours dans les collapsus. Wunderlich, Mossé, de Redard, insistent sur ce caractère qui, disent-ils, ne fait jamais défaut. Rindfleisch a noté en outre la disparition des phénomènes d'excitation, disparition souvent précédée d'une courte période d'exacerbation. Nous retrouverons, du reste, tous ces éléments dans les observations que nous citerons et particulièrement dans les observations xv, xvi, xvii, xi.

Période d'état. — Nous ne nous étendrons pas longuement sur les symptômes qui n'ont pas de rapports étroits avec le collapsus; nous parlerons surtout de la marche de la température, des caractères du pouls et d'une fréquente complication du collapsus, la myocardite.

On admet généralement que la gravité du typhus est en rapport avec l'abondance, la généralisation de l'éruption et avec sa teinte purpurique . Excepté dans un cas (Obs. xvi) nous avons toujours constaté chez les malades atteints par le collapsus une éruption, sinon uniquement pétéchiale, du moins exanthémo-pétéchiale généralisée et confluente. Nous ajouterons que nous

4.

n'avons jamais observé que les caractères de l'éruption aient été influencés par l'apparition du collapsus. — Du côté du tube digestif, nous n'avons également rien à mentionner qui soit important, aucun trouble ne nous ayant paru être sous la dépendance directe du collapsus : les vomissements alimentaires ou bilieux, la diarrhée, existent aussi bien dans l'adynamie et dans les formes ordinaires du typhus que dans le collapsus. Le seul fait intéressant que nous ayons noté est l'humidité de la langue, signe qui pourrait induire en erreur et contribuer à faire prendre la chute de température du collapsus pour une défervescence normale. —Quant aux troubles pulmonaires, nous n'en avons jamais trouvé de manifestation particulière ; la congestion pulmonaire existe souvent dans le typhus ; en outre sa disposition coïncide souvent avec le début du collapsus, celui-ci se produisant surtout à une période déjà avancée [de la maladie. Nous devons cependant ajouter que la respiration a toujours paru augmentée de fréquence (Obs. ix) et nous regrettons vivement que nos observations, incomplètes à ce sujet, ne nous permettent pas de traiter un point qu'il eût été très intéressant d'établir. — Nous avons cherché s'il n'existait pas une relation entre le collapsus et la présence de l'albumine dans les urines ; nous nous étions demandé si une lésion des reins, contrariant l'élimination des toxines, ne pourrait pas expliquer, du moins en partie, la genèse du collapsus; mais nous n'avons trouvé que rarement, et en quantité négligeable, l'albumine dans l'urine des malades; quant à la quantité des urines, elle n'a jamais présenté aucune anomalie avant le début du collapsus, et leur diminution, comme la rétention, qui se sont quelquefois produites pendant la période d'état du collapsus, doivent être considérées, il nous semble, comme une des manifestations multiples des troubles du système nerveux. — Nous laisserons de côté certains des symptômes ordinaires du typhus qui ont persisté pendant le collapsus et qui, comme l'injection conjonctivale par exemple, n'ont subi aucune modification dans leur état ou leur évolution. D'autres, tels que la stupeur, la prostration, la cyanose, les sueurs, sont sous la dépendance immédiate du système nerveux; nous allons les décrire avec les troubles de ce système.

Système nerveux. — La stupeur, la faiblesse, le délire, existent toujours dans le typhus, mais ils revêtent dans le collapsus une intensité plus forte ou une manière d'être spéciale : la stupeur est plus prononcée, il n'existe plus seulement de la difficulté, de l'hésitation de la parole, de la surdité relative, le malade n'entend plus ou ne paraît plus entendre, il est incapable de prononcer un mot. Dans le typhus la faiblesse n'est qu'apparente et passagère, et si, pendant la période d'état, le malade paraît incapable du moindre effort volontaire, sa force musculaire est simplement suspendue ou inutilisable et non perdue ; la preuve en est, du reste, dans l'énergie qu'il peut déployer dans son délire et dans la rapidité avec laquelle il se rétablit dès qu'il est entré en convalescence. Dans le collapsus le malade est d'emblée anéanti, et cet anéantissement est d'autant plus frappant que l'on ne peut pas, comme dans la période d'état du typhus, l'attribuer à certains troubles nerveux tels que les crampes, les tremblements, les secousses musculaires.

Comme nous l'avons dit à propos du début du collapsus, on peut, en effet, observer quelquefois une exacerbation des symptômes nerveux avant son apparition, mais, dès sa réalisation, les phénomènes d'excitation disparaissent pour faire place à la prostration, et c'est précisément cette modification des troubles nerveux qui permet de distinguer le collapsus de l'état ataxo-adynamique, signalé pour la première fois par M. le professeur Combemale, et qui consiste uniquement dans une persistance à peu près complète, après la défervescence, des troubles nerveux de la période d'état. Au délire violent (Obs. ix, x, xviii) succède, en effet, la prostration quelquefois accompagnée de marmottements, carphologie, délire triste, et si, comme dans l'obs. ix, on observe quelquefois des tremblements musculaires et des mouvements incoordonnés, ce n'est jamais qu'après un certain laps de temps et ils ne revêtent jamais l'intensité et la persistance avec laquelle ils se manifestent durant la période fébrile. — Nous ne ferons que mentionner la cyanose, conséquence de l'irrigation insuffisante des téguments, les sueurs visqueuses, quelquefois profuses, que l'on observe dans le collapsus comme dans tout état morbide en rapport avec des conditions de dépression vitale ; il ne nous reste donc plus à parler que de l'abaissement de la température, un des éléments les plus importants du collapsus. — Cet abaissement de la température, qui est si évident dans le collapsus, a présenté comme caractères constants de débuter brusquement et de contraster avec la rapidité du pouls ; mais sa progression a été plus ou moins régulière, son intensité a aussi souvent varié. Généralement la courbe thermométrique a été subitement interrompue et a atteint l'hypothermie sans oscillations ; quelquefois la température n'est devenue hyponormale que plusieurs jours après le début du collapsus. Dans aucun cas nous n'avons observé de degré inférieur à 34°.— L'abaissement de température a également présenté des différences dans son intensité. Nous avons eu l'occasion d'observer plusieurs malades chez lesquels le thermomètre n'a jamais indiqué de degré inférieur à 36 et qui, cependant, n'en étaient pas moins sous le coup du collapsus. Nous citerons, à ce propos, l'obs. x, réservant les autres (Obs. xv xvi, xvii, xviii) pour une partie ultérieure de notre travail.

Observation X.

Collapsus sans hypothermie réelle, avec symptômes de myocardite ; mort. Isolés n° 932. T. A.

D... Angeline, française, 39 ans, sans profession, demeurant à Alger, rue Mogador, entre le 16 mars à l'hôpital civil, dans le service d'observation, salle Saint-Paul (Diagnostic : délire des persécutions et idées de suicide). A la visite du 17 mars, la malade, raisonnant très bien, répond parfaitement aux questions qui lui sont adressées, légère surdité, embarras gastrique ; dans la nuit du 18 au 19, délire violent.

19 mai. Fièvre intense ; on découvre sur la malade une éruption exanthémo-pétéchiale généralisée, quelques taches exanthématiques sur la figure. Pouls, 112, bruits du cœur normaux, délire violent ; langue rôtie, constipation ; pas d'albumine dans les urines ; surdité, conjonctives très injectées.

Renseignements donnés par le mari de la malade : malade depuis sept jours ; elle était très affectée de voir son mari, sans place depuis plusieurs mois, ne pas réussir à trouver une position. Le médecin qui l'a examinée chez elle a cru à de l'aliénation mentale ainsi que l'indique du reste son bulletin d'admission à l'hôpital. — Traitement ordinaire. — Délire violent la nuit.

20. Taches exanthématiques sur la figure en plus grande quantité. Pouls, 152. — Temp., 38. — Collapsus. — Le délire violent de la veille est remplacé par des marmottements continuels ; bain sinapisé.

21. Stupeur complète ; l'éruption de la figure, du cou, du thorax, est absolument pétéchiale. Pouls, 132, faible ; premier bruit du cœur mal frappé. Temp., 38°,7 ; tremblements ; potion de caféine à 1 gram.

22. Coma, plaintes continuelles. Pouls, 140.—Temp., 37°,9; contractions cardiaques irrégulières.— Potion de caféine et injection d'éther.

23. Pouls, incomptable. — Temp., 37°,2. Révolutions cardiaques, 140-? ; bain sinapisé ; mort le soir à 8 heures.

La plus basse température que cette malade ait présentée, n'a pas été inférieure à 37° ; il n'y a donc pas eu d'hypothermie au sens propre du mot et cependant la chute brusque de la température coïncidant avec le maintien du nombre des pulsations à un chiffre élevé, la prostration subite succédant au délire violent de la veille, ne laissent aucun doute, il nous semble, sur l'identité du collapsus. Nous ne jugeons pas utile d'insister sur des caractères que nous retrouverons du reste dans les observations xv, xvi, xvii, xviii, avec une netteté d'autant plus grande que le collapsus y apparaît dégagé de toute complication du côté des organes fonctionnels, de la myocardite, par exemple, à laquelle on ne peut, par conséquent, pas rapporter des phénomènes dont on serait peut-être tenté de lui attribuer la production dans l'obs. x.

Système circulatoire. — Les troubles cardiaques tiennent, il est vrai, une place importante dans l'aspect clinique du collapsus, mais l'examen du pouls a seul un intérêt capital, l'intérêt que présente tout élément d'état morbide et que ne peut primer la coïncidence d'une complication quelle qu'elle soit.

Nous ne nous étendrons pas longtemps sur l'importance des signes fournis par l'examen du pouls, car nous risquerions de nous répéter. Cette importance est si grande que nous avons été amené à citer complètement tous les caractères que présente cet élément si précieux de diagnostic avant d'arriver au chapitre que nous devions lui consacrer spécialement. Aussi les résumerons-nous en quelques mots :

S'il ne subit pas une augmentation dans sa rapidité dès l'origine du collapsus, il se maintient tout au moins à un chiffre tres élevé, imprimant ainsi à ce syndrôme un aspect qui suffit à le différencier de l'adynamie. Une terminaison favorable doit-elle se produire (Obs. xvi), elle est aussitôt annoncée par la diminution de fréquence du pouls ; si la mort survient rapidement, le pouls ne cesse pas un seul instant d'être fréquent et lorsque dans un cas à dénoûment fatal il descend à un chiffre en rapport avec les données de la température (Obs. ix), ce que l'on n'observe jamais que plusieurs jours après le début du collapsus ; c'est que ce syndrome a disparu, remplacé par l'adynamie engendrée par la myocardite.

Celle-ci peut se présenter avec des aspects différents : tantôt elle débute en même temps que le collapsus, s'installe insidieusement, échappant d'autant mieux à l'observation que toute l'attention est attirée vers des phénomènes plus apparents et plus bruyants que ceux qu'elle provoque, puis le collapsus fait place à l'adynamie engendrée par la myocardite (Obs. ix). Tantôt elle apparaît brusquement (Obs. x), et il semble alors qu'elle soit sous la dépendance de la même cause qui a produit le collapsus. Nous ne reviendrons pas sur les signes par lesquels elle se traduit, sur les particularités de son évolution et sur sa terminaison dont nous avons déjà parlé dans le cours de la description du collapsus. Nous nous demanderons seulement s'il faut lui attribuer, même dans un certain nombre de cas, un rôle quelconque dans la production du collapsus. Certainement la cause du collapsus peut varier avec la maladie dans le cours de laquelle il se produit, mais il nous semble rationnel d'admettre que, dans une même maladie, dans le typhus par exemple, son origine doit toujours être ramenée à une même cause ; et comme nous n'avons observé la myocardite que dans un nombre restreint de cas (2/10), qu'elle n'a fait qu'évoluer avec les symptômes du collapsus sans jamais se manifester avant eux, il nous semble qu'on ne peut lui accorder dans la production de ce syndrome aucun rôle important ; sa présence n'est pas négligeable puisqu'elle aggrave son pronostic en conduisant le malade à l'asystolie (Obs. ix), mais elle n'est qu'une complication survenant dans le cours du collapsus comme elle peut survenir et comme elle survient du reste dans le cours ordinaire et classique du typhus. Les obs. xi, xii, xiii, xiv mettent bien en évidence le fait que le collapsus peut évoluer très souvent sans myocardite ; les obs. xv, xvi, xvii, xviii, citées plus loin, le démontrent également.

Observation XI.

Collapsus avec hypothermie, sans myocardite ; mort ; Isolés n° 931. T. A.

Azeni-Mohamed-Ben-Ahmed, journalier, 32 ans, demeurant à Alger, entre à l'hôpital civil, salle Harwey, le 4 juillet ; évacué le 5 aux Isolés pour typhus exanthématique ; on n'a aucun renseignement sur lui.

Etat du malade à la visite au 5. — Traces d'éruption exanthémo-pétéchiale dont la teinte permet de supposer que l'invasion de la maladie remonte à douze ou treize jours ; les bruits du cœur sont normaux, P. 140 ; pas de symptômes pulmonaires : coma, marmottement ; langue sèche, dents fuligineuses ; pas d'albumine dans l'urine recueillie par cathétérisme (la vessie contenait environ 300 gram. d'urine) ; conjonctives injectées ; le collapsus est réalisé ; Temp. 36°,9.

Traitement. — Potion avec 6 gram. d'extrait mou de quinquina ; sulfate de quinine 1 gram. ; deux injections d'éther de 1 centim. cube ; une injection de caféine (C^{gr},25).

6 juillet. P. 132, nettement perceptible ; Temp. 35° ; le malade râle, mort dans la nuit.

Observation XII.

Collapsus avec hypothermie, sans myocardite; mort; Ambulance nº 69.T.R.

Mohamed-ben-Ahmed, 36 ans, journalier, demeurant à Bir-kadem, entre à l'Ambulance d'El-Kattar le 1ᵉʳ juin. Coma ; pas de renseignements; éruption pétéchiale généralisée ; langue sèche, diarrhée, rate légèrement hypertrophiée, P. 140, bruits du cœur normaux ; pas d'albumine dans les urines.

Traitement. — Injections de caféine ($0^{gr}, 25$), bains à la température ambiante, de jour et de nuit, toutes les trois heures.

2 et 3 juin. L'état du malade n'est pas modifié; même traitement.

4. Dans la soirée, collapsus. Injection de caféine ($0^{gr}, 50$), les bains sont suspendus.

5. Même état; injection de caféine ($0^{gr}, 50$), injection de strychnine ($0^g, 002$) injection de sérum artificiel (100 gram.), rhum 30 gram. ; le soir légère amélioration.

6. L'amélioration n'a pas persisté ; même traitement que la veille.

7. Temp. 40°,5 ; cyanose, contracture des membres , phlyc-tènes sur les jambes; injection de caféine (1 gram. en 2 injections). Mort à 2 heures du soir ; l'auscultation du cœur, pratiquée tous les matins, n'a jamais révélé le moindre symptôme de myocardite.

Nous avons ajouté dans notre planche de courbes les deux tracés de la température dans deux cas de collapsus ; nous regrettons de n'avoir pas pu nous procurer tous les éléments nécessaires pour établir ces deux observations ; nous savons seulement qu'il s'agit de deux cas de collapsus analogues aux précédents, c'est-à-dire de collapsus avec hypothermie, sans myocardite. 5*

En somme, comme on peut le voir par les observations ix, x, xi, xii, xiii, xiv, la marche du collapsus peut présenter des aspects variables d'abord par la lenteur ou la rapidité de son évolution, mais aussi et surtout par les aspects que peut revêtir la marche de la température et par les modifications que peut lui imprimer la présence de la myocardite.

Comme le dit Wunderlich, les cas morbides qui se caractérisent par une diminution anormale de la chaleur ne présentent jamais rien de régulier ni de constant dans leur évolution thermique. On peut facilement s'en rendre compte en observant les courbes que nous avons déjà citées ; mais ces différences sont encore plus apparentes si on considère les courbes nᵒˢ xv, xvi, xvii, xviii, où le collapsus est dégagé de tout symptôme de myocardite, où il ne s'accompagne pas d'hypothermie réelle et où il présente, en plus de ces deux particularités, des différences dans son mode de début, dans la marche et la rapidité de son évolution et dans ses modes de terminaison.

Observation XV.

Collapsus sans myocardite ni hypothermie réelle ; évolution rapide ; mort.
Isolés n° 934. — T. A.

Hassen ben Nadj Mustapha, 35 ans, garçon de café à Alger, entre à l'hôpital civil, service des Isolés, le 19 mars.

Etat du malade à la visite du 20 : Coma, injection des conjonctives ; éruption exanthémo-pétéchiale ; sa teinte indique qu'elle est à son déclin ; bruits du cœur normaux. Pouls, 140 ; congestion pulmonaire, dents fuligineuses, langue rôtie, haleine fétide ; 350 gram. d'urine sont recueillis par cathétérisme ; elle contient de légères traces d'albumine.

Traitement ordinaire, plus deux applications de ventouses sèches dans la journée.

21. Collapsus : Pouls, 144. — Temp. 36°,2. — Immédiatement deux injections d'éther de 1 centim cube ; un bain sinapisé est prescrit pour la soirée ; il n'a pas été donné ; le malade
est mort à 1 heure du soir.

Observation XVI.

Collapsus sans myocardite ni hypothermie réelle ; évolution lente aboutis-
sant à la guérison ; Isolés n° 923. — T. A.

C... Carmen, 17 ans, sans profession, espagnole, entre au
service des Isolés le 8 mars ; malade depuis 15 jours.

État de la malade à la visite du 9 mars : éruption exanthémo-
pétéchiale discrète ; langue saburrale, constipation ; délire tranquille ; bruits du cœur normaux. Pouls, 116 ; conjonctives injectées, pas d'albumine dans les urines. — Traitement ordinaire.

10. Collapsus ; Pouls, 132. — Temp. 37°,3. Bain sinapisé,
une injection d'éther, une injection de caféine.

11. Le pouls a un peu diminué de fréquence, la température
n'a pas varié ; même traitement.

12. La diminution de fréquence du pouls s'accentue, et le
lendemain son retour à un chiffre en rapport avec la température indique la guérison qui s'affirme du reste les jours suivants.

Observation XVII.

Collapsus sans myocardite ni hypothermie réelle ; évolution lente ; mort.
Ambulance n° 33. — T. R.

Tahar ben Ali, 32 ans, journalier, entre à l'Ambulance le
5 mai ; malade depuis 7 jours ; alcoolique.

État du malade à la visite du 6 mai : Éruption exanthémo-pétéchiale confluente ; langue rôtie ; coma, contractures des membres ; bruits du cœur normaux ; temp. 38°,1.

Traitement ordinaire, plus injection de quinine 1 gram. (en raison des antécédents malariaques possibles du malade), injection de caféine (0,50).

7 et 8. Même état, même traitement ; mort le 9 mai.

Observation XVIII.

Collapsus sans myocardite ni hypothermie réelle; évolution lente et irrégulière ; mort. — Ambulance n° 71. — T. R.

Giuseppe F..., 30 ans, italien, portefaix, entre à l'Ambulance le 2 juin ; malade depuis 7 jours, alcoolique.

Etat du malade à la visite du 3 juin : Eruption exanthémo-pétéchiale généralisée ; langue sèche, constipation ; stupeur très prononcée ; bruits du cœur normaux ; légers frottements à la base du poumon gauche, ronchus à droite. — Traitement ordinaire et ventouses sèches.

4. Délire violent, nécessitant l'emploi de la camisole de force; glace sur la tête ; injection de caféine (0gr,50).

5. Langue humide, délire moins violent mais continuel ; bromure de potassium 2 gram., glace sur la tête et injection de caféine.

6. La chute de la température est plus prononcée ; même traitement ; après une ascension marquée dans la journée du 7, la température décroît dans la soirée de ce même jour et dans la journée du 9, puis se relève et atteint 38° le 10 juin ; mort dans la soirée.

Nous regrettons de ne pas avoir retrouvé, pour ces deux dernières observations, les renseignements nécessaires pour établir la courbe du pouls ; leur intérêt se trouve ainsi bien diminué.

Nous n'en possédons pas moins des éléments suffisants pour avoir une idée d'ensemble sur le collapsus dans le typhus. Nous voyons, en effet, qu'il débute toujours par un abaissement de

température plus ou moins prononcé, atteignant ou non l'hypothermie, contrastant soit avec une augmentation de la rapidité
du pouls, soit avec le maintien du nombre de pulsations à un
chiffre très élevé, s'accompagnant toujours d'une diminution
marquée de phénomènes d'excitation nerveuse, d'un affaiblissement des facultés intellectuelles et d'une chute rapide des forces,
tous caractères qui permettent de reconnaître nettement son invasion. — Son évolution est variable : tantôt la terminaison, alors
fatale, survient dans l'espace d'un ou deux jours, amenée soit par
une progression ininterrompue des phénomènes morbides, soit
par leur accroissement irrégulier ; tantôt elle tarde plus longtemps et aboutit alors à la guérison, qui est très rare, ou à l'adynamie provoquée par la myocardite intercurrente, c'est le cas le
plus fréquent. — Sur les dix cas que nous venons de citer nous
n'avons, en effet, observé qu'une seule guérison ; il nous paraît
par conséquent inutile d'insister sur la gravité du pronostic.

Avant d'aborder l'exposé du traitement qui lui a été opposé, il
nous resterait à donner une explication pathogénique du collapsus dans le typhus ; mais nous ne croyons pas qu'il nous appar-
tienne de dire quelle peut être la genèse, dans un cas spécial,
d'un syndrome sur la nature propre duquel les auteurs ne sont
même pas d'accord. Nous nous bornerons à dire qu'il y a une
tendance presque générale à rapporter à une grave altération des
centres nerveux les phénomènes de dépression de forces, d'hypothermie et de rapidité du pouls, qui sont les trois principaux éléments des collapsus et que nous avons constamment retrouvés
dans les observations que nous avons présentées. Cette altération
serait probablement due, dans le cas spécial qui nous occupe,
aux toxines sécrétées par l'agent pathogène, encore inconnu, du
typhus, toxines qui, analogues en cela à certains poisons, porte-
raient surtout leur action sur le système nerveux, entraîneraient
sa dépression et, par suite, provoqueraient la prostration, l'hypothermie, et des troubles cardiaques se traduisant principale-

ment par la mollesse et l'irrégularité du pouls. La diversité des effets des poisons microbiens, la possibilité de leur action simultanée sur plusieurs organes étant aujourd'hui universellement admises (Richet : *La chaleur animale*; Gley et Charrin : *Arch. gén. de médecine*, 19 juin 1893), on peut donc rapporter aux toxines élaborées par l'agent pathogène du typhus la genèse du collapsus se produisant dans son cours et admettre avec Richet (*Les poisons et la chaleur animale*) que l'action de ces toxines porte principalement sur le bulbe.

Le traitement du collapsus a quelque peu varié, en apparence seulement, à l'ambulance et à l'hôpital ; dans les deux services il a été très simple ; la thérapeutique ne paraît pas du reste pouvoir influencer d'une manière sensible la marche du collapsus.

AMBULANCE. – Les bains froids ont été suspendus ; la caféine en injection ou en potion, les boissons alcooliques, quelquefois le bromure de potassium, les injections de strychnine et de sérum artificiel ont constitué la base du traitement.

HÔPITAL CIVIL (service des Isolés). — Les bains froids ont été également suspendus, l'extrait de quinquina en potion a été continué ainsi que la quinine ; les injections d'éther et de caféine ont donné quelquefois de bons résultats ; le voisinage immédiat des érysipélateux n'a pas permis de pratiquer des injections de serum artificiel.

Enfin les malades ont été plusieurs fois plongés dans des bains sinapisés où ils restaient jusqu'à rubéfaction de la peau. Cette médication a, dans la majorité des cas, produit une amélioration notable dans l'état des malades ; malheureusement cette amélioration n'a jamais été que passagère; en outre, au 2e ou au 3e jour du collapsus elle restait généralement sans effet.

En somme, dans les deux services, le traitement a éé purement symptomatique ; comme nous l'avons déjà dit, il ne paraît pas avoir exercé une grande influence sur l'évolution du collapsus ; dans le seul cas à terminaison favorable (Obs. xvi) la guérison nous paraît devoir être attribuée uniquement au jeune âge de la malade et aux grandes conditions de résistance présentées par son organisme. Mais nous ne voyons pas quel traitement aurait pu être institué autre que celui qui a été mis en usage.

Rapport du nombre de cas de collapsus constatés à l'ambulance et à l'hôpital civil, service des Isolés, avec le nombre des typhiques traités dans ces deux services.

AMBULANCE D'EL-KATTAR (1894)

Typhiques : 93. Cas de collapsus : 3 ; soit 3,22 %.

HÔPITAL CIVIL. ISOLÉS (1895)

Typhiques : 48. Cas de collapsus : 5 ; soit 10,41 %.

CONCLUSIONS

Le collapsus peut se présenter dans le typhus comme dans toutes les maladies infectieuses.

Les causes de dépression du système nerveux paraissent favoriser sa production.

Précédé quelquefois par une période d'excitation violente, il débute toujours brusquement par une prostration très marquée, une perte absolue de l'intelligence, une abolition complète de la volonté et par un abaissement de température d'autant plus frappant qu'il s'accompagne, sinon d'une augmentation dans la rapidité du pouls, du moins de son maintien à un chiffre très élevé.

Son évolution est variable : quelquefois très rapide et caractérisée par une aggravation régulièrement croissante de tous ses éléments, d'autresfois lente et alors généralement irrégulière. Dans le premier cas nous n'avons jamais observé de terminaison favorable ; dans le second cas un seul malade a guéri, les autres ont succombé au collapsus ou à l'adynamie engendrée par la myocardite.

Fréquemment, l'abaissement de température atteint l'hypothermie ; mais souvent aussi le collapsus se présente sans hypothermie réelle.

6*

La myocardite est une complication possible du collapsus, dont elle assombrit le pronostic déjà très grave.

Le diagnostic est facile ; il repose tout entier sur les modifications des troubles nerveux et surtout sur la divergence des courbes de la température et du pouls.

Le pronostic est presque toujours fatal.

Le traitement symptomatique, le seul possible, est le plus souvent inefficace.

INDEX BIBLIOGRAPHIQUE

AUDOUAN. — Algidité centrale ; thèse de Paris, 1873.

BARRALIER. — Du typhus épidémique et histoire médicale des épidémies de typhus observées au bagne de Toulon en 1855 et 1856.

BATTAREL. — Thèse de Paris, 1873.

BRUN (DE). — Relation de l'épidémie de typhus exanthématique qui a sévi à Beyrouth au début de l'année 1893. — Revue de médecine, novembre 1894.

CAUSSIDOU. — Bulletin médical de l'Algérie, mai 1894.

CHANTHIER. — Thèse de Paris, 1894.

CHARCOT ET BOUCHARD. — Nouveau traité de médecine

CHARLIER. — Thèse de Paris, 1893.

COMBEMALE. — Deux cas de typhus exanthématique avec hypothermie ; Gazette hebdomadaire de médecine et de chirurgie, 29 juillet 1893.

DESCHAMBRES. — Dictionnaire encyclopédique des sciences médicales.

DIEULAFOY. — Traité de pathologie interne.

DUCASTEL. — Thèse d'agrégation, 1878.

EICHHÖRST. — Traité de diagnostic médical.

GLEY ET CHARRIN. — Archives générales de médecine, 19 juin 1893.

GOINARD. — Thèse de Lyon, 1895.

GRIESINGER. — Traité des maladies infectieuses.

HUTINEL. — Des températures basses centrales ; thèse d'agrégation, Paris, 1880.

JACCOUD. — Traité de pathologie interne, 1877.

JACQUOT. — Du typhus dans l'armée d'Orient, 1856.

LACASSAGNE. — Précis d'hygiène.

LAULANIÉ. — Comptes rendus hebdomadaires des séances et mémoires de la Société de biologie, 0 août 1894.

LORRAIN. — La température humaine.

LAVERAN ET TEISSIER. — Traité de pathologie interne.

MARIVINT. — Thèse de Lille, 1894.

MAURIN. — Du typhus d'Algérie, 1873.

MERTZ. — Thèse de Paris, 1882.

MONNERET. — Traité de pathologie interne, 1857.

MOSSÉ. — Dictionnaire encyclopédique des sciences médicales, art. thermométrie médicale.

PETER. — Traité clinique et pratique des maladies du cœur, 1883.

PICOT. — Les grands processus morbides, 1866.

REDARD (DE). — Traité de thermométrie médicale, 1885.

RICHET. — Physiologie, travaux du laboratoire, 1895; la chaleur animale, 1889; Bulletin de la Société de biologie, 9 août, 1894.

RINDFLEISCH. — Eléments de pathologie.

ROUQUET. — Thèse de Montpellier, 1894.

SÉZARY. — Rapports dans le Bulletin médical de l'Algérie, 1891 et 1893 ; communication au Congrès de médecine interne de Lyon, 1894.

WIRCHOW. — Du typhus famélique, 1868.

WUNDERLICH. — De la température dans les maladies.

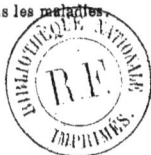

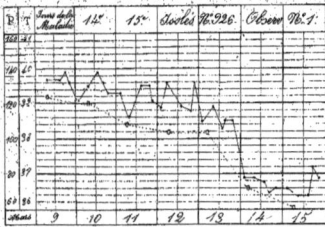

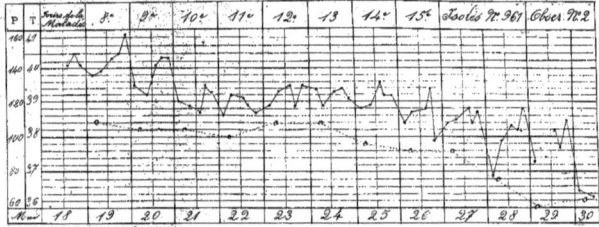

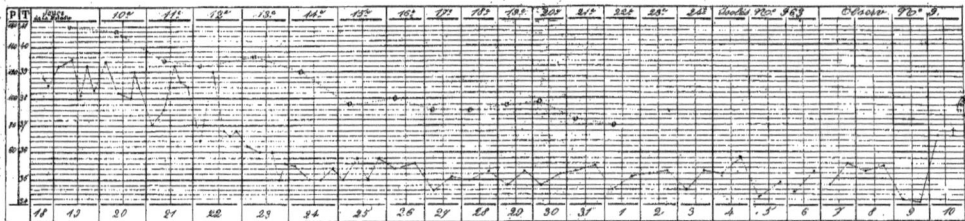

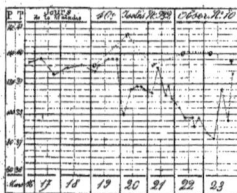

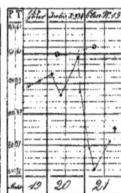

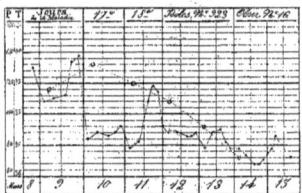

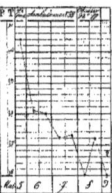

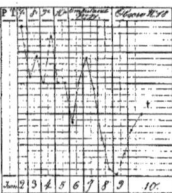

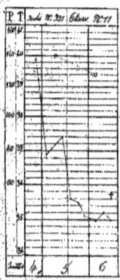

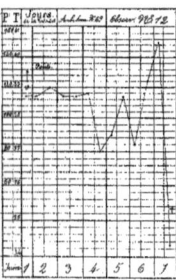

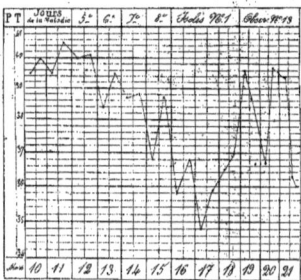

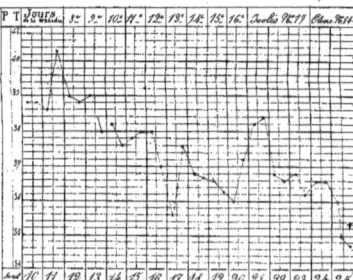

www.ingramcontent.com/pod-product-compliance
Lightning Source LLC
Chambersburg PA
CBHW032312210326
41520CB00047B/2981